GUIDE

MÉDICAL

UNIVERSEL

PAR

UN DOCTEUR EN MÉDECINE

CONTENANT LA

DESCRIPTION DES PRINCIPALES MALADIES

Avec leur Traitement

PREMIÈRE ÉDITION

PRIX : **25** CENTIMES

PARIS

1874

GUIDE

MÉDICAL

UNIVERSEL

PAR

UN DOCTEUR EN MÉDECINE

CONTENANT LA

DESCRIPTION DES PRINCIPALES MALADIES

Avec leur Traitement

—

PREMIÈRE ÉDITION

—

PRIX : **25** CENTIMES

PARIS

—

1874

GUIDE MÉDICAL

UNIVERSEL

REMARQUES PRÉLIMINAIRES

Cette publication a pour objet de remplir une lacune qui existe aujourd'hui dans la plupart des bibliothèques usuelles. Elle doit servir à renseigner les familles d'une manière simple et immédiate sur ce qu'il est utile de faire dans les maladies. Souvent les embarras les plus graves sont occasionnés par un état de maladie auquel on ne sait pas remédier. On s'agite, on s'effraye, on écoute les conseils les plus dangereux. On court chercher un médecin, on ne le trouve pas chez lui, et en attendant son arrivée, on ne peut réussir à prendre aucun parti raisonnable. En pareil cas, on aura toujours, avec notre guide, une ressource certaine, que l'on emploiera avec confiance, et qui suffira pour faire face aux périls de la première heure.

On voit que nous ne cherchons pas à remplacer les soins de l'homme de science par des indications banales que toute personne mettrait en pratique; loin de là, nous croyons que ce guide sera pour le médecin un excellent auxiliaire : le malade, préparé par les notes élémentaires que nous mettons à sa portée, comprendra mieux les complications et les difficultés de son état; il sentira combien il est difficile de connaître et de pratiquer l'art de guérir; il se rendra compte du degré d'expérience et de talent où il faut être arrivé pour exercer cet art si important, et il aura, pour ceux qui possèdent ces qualités, une confiance et une estime qui simplifieront beaucoup la tâche du praticien.

Ce n'est pas tout. En matière de santé et de maladie, les préjugés sont nombreux; ils sont funestes. Le médecin est souvent impuissant pour les combattre. S'il les attaque franchement, il s'expose à passer, aux yeux du vulgaire, pour un homme ignorant et dangereux. Son intérêt, l'intérêt de ses malades, l'obligent à respecter les préjugés dans une certaine mesure. De tels obstacles ne peuvent nous arrêter. On consent volontiers à lire ce qu'on n'écouterait pas sans impatience et sans colère. Ce qu'on a lu une fois, on peut le relire; on peut y réfléchir, et, si l'on voit que les hommes de l'art en reconnaissent l'exactitude et la vérité, on finit par y croire et par en être convaincu. Aussi nous n'avons pas craint de combattre et de blâmer sans réserve les préjugés populaires qui nous ont semblé les plus fâcheux, et nous pensons qu'à ce point de vue, notre travail sera bien accueilli par les médecins.

On s'étonnera peut-être que nous ayons voulu condenser sous un volume aussi faible l'histoire abrégée de toutes les maladies; mais notre but n'était pas de mettre l'art à la portée des gens du monde : un tel résultat nous a paru chimérique et impossible à atteindre. Nous avons cherché seulement à fournir, au sujet de chaque maladie, une indication claire et précise ; dès lors, la brièveté devenait une condition nécessaire et nous nous sommes attaché, par dessus tout, à remplir cette condition.

Enfin, comme il était essentiel d'enlever à ce guide tout caractère de réclame, le médecin qui l'a rédigé s'est imposé l'anonyme et a évité de donner aucune indication relative aux travaux scientifiques dont il est l'auteur.

LISTE PAR ORDRE ALPHABÉTIQUE

DES PRINCIPALES MALADIES

AVEC LEUR TRAITEMENT

Abcès. — Ils occasionnent des douleurs très-vives, en même temps la peau devient rouge, la partie malade se gonfle, elle se ramollit au bout de quelques jours; il est alors nécessaire qu'une incision soit pratiquée par un chirurgien. Tant que l'abcès n'est pas susceptible d'être ouvert, il doit être soumis à un traitement simple : il faut se borner à le recouvrir de cataplasmes, que l'on renouvelle deux ou trois fois par jour.

Amaurose. — On comprend sous ce nom générique plusieurs maladies différentes, qui ont pour caractère commun de donner lieu à la cécité en détruisant les membranes situées à la partie postérieure du globe de l'œil. Elles exigent un repos absolu de l'organe de la vue; à leur début elles peuvent guérir, plus tard elles deviennent incurables (Voyez *Cataracte*). Les malades doivent se laver les yeux avec une décoction de feuilles de belladone.

Amygdalite. — Inflammation des amygdales. On la traite par des gargarismes adoucissants, composés de miel et de décoction de graine de lin, dans la proportion d'une cuillerée de miel pour un verre de décoction.

Anémie. — Altération du sang. Ce liquide renferme des corps appelés globules qu'on voit seulement au microscope ; c'est à ces petits corps qu'il doit sa coloration rouge. Dans l'anémie, le nombre des globules est diminué ; c'est un état de choses qui se produit dans la plupart des maladies de longue durée. Les anémiques ont avantage à suivre un régime fortifiant, composé surtout de vins généreux et de viandes saignantes. Ils doivent boire certaines eaux minérales et notamment celles de Spa et d'Orezza.

Anévrysme. — Tumeur qui se forme au cœur ou sur une artère, et dont la rupture est presque toujours mortelle. Quand les anévrysmes sont situés à l'extérieur, ils peuvent guérir par une opération chirurgicale.

Angine — Ce mot est employé en médecine pour désigner la plupart des maladies de la gorge qui s'accompagnent de suffocation. La plus fréquente est l'inflammation des amygdales (Voyez *Amygdalite*). Chez les enfants, il survient des angines graves qu'on désigne sous le nom de croup (Voyez *Croup*).

Les angines sont généralement contagieuses.

Anthrax. — C'est une tumeur de nature inflammatoire, qui se développe en quelques jours, et qui peut acquérir un grand volume. Elle doit être ouverte le plus tôt possible par un chirurgien. Il faut la recouvrir de cataplasmes, en attendant que l'incision soit pratiquée. L'anthrax est surtout dangereux chez les diabétiques.

Aphthes. — Petits boutons qui se forment dans la bouche. Ils disparaissent en peu de jours, si l'on a la précaution de se laver la bouche avec quelques gorgées d'eau de guimauve.

Apoplexie. — On dit qu'un individu a une attaque d'apoplexie lorsqu'il est frappé brusquement et se trouve dans l'impossibilité de faire mouvoir l'une des moitiés du corps; dans le cas où c'est la moitié droite qui est ainsi paralysée, le mal a pour cause une lésion de la moitié gauche du cerveau, et inversement. La lésion cérébrale qui produit l'apoplexie est tantôt la rupture d'un anévrysme et tantôt l'obstruction d'une artère. Les anciens médecins, ne connaissant pas les causes de l'apoplexie, s'étaient imaginé qu'on pouvait la guérir au moyen de la saignée. Il est démontré aujourd'hui que ce procédé de traitement a pu être souvent nuisible, et n'a jamais été utile. Il est préférable d'employer des agents révulsifs, tels que des sinapismes ou des vésicatoires de petite dimension.

Asphyxie (par la vapeur du charbon).—C'est ordinairement le résultat d'une tentative de suicide. Lorsqu'on entre dans la chambre d'un asphyxié, on doit commencer par ouvrir les portes et les fenêtres; ensuite on découvre le

corps du patient, et on le frictionne avec un linge de flanelle; on lui place sous les narines un flacon renfermant de l'ammoniaque; on lui jette quelques gouttes d'eau bouillante sur la poitrine, et on a soin de lui tenir la tête plus élevée que le reste du corps.

On doit donner les mêmes soins aux noyés et aux pendus.

Asthme. — Accès de suffocation occasionnés, dans la plupart des cas, par la vieillesse. On les traite par des calmants de diverse nature, tels que l'eau de mélisse, l'eau de fleur d'orange, la tisane de fleurs pectorales.

Blessures. — Suivant leur nature et suivant les organes qu'elles peuvent atteindre, elles exigent des traitements très-variés. En général, les premiers soins à donner à un blessé, en attendant l'arrivée d'un chirurgien, consistent à étancher le sang et à calmer la douleur et l'agitation du patient. Le meilleur moyen d'y parvenir est d'envelopper la partie malade de linges de toile, imbibés d'eau fraîche. Si le sang coule enabondance, il faut appliquer sur la plaie de l'amadou, ou de la charpie, et exercer une forte compression en appuyant la main sur le pansement. A défaut de charpie ou d'amadou, on peut se servir d'une éponge pour remplir le même objet. Enfin il convient de faire prendre au blessé de cinq à dix gouttes d'éther dans un verre d'eau sucrée.

Bourdonnements (dans les oreilles). —

Ils dépendent de diverses maladie du sens
de l'ouïe. On les calme en pratiquant des
injections d'eau tiède dans le conduit auditif.

Bronchite. — En termes techniques, ce
mot désigne l'inflammation des bronches,
c'est-à-dire des conduits qui amènent l'air
dans la poitrine. Bien que cette maladie affecte
des formes très-diverses, elle répond, dans la
plupart des cas, à ce qu'on appelle vulgairement un rhume. Si elle est négligée, elle peut
dégénérer en phthisie ou en fluxion de poitrine. Si elle est traitée avec soin, elle dispa-
raît après avoir occasionné une toux plus ou
moins opiniâtre, mais dont la durée ne dé-
passe pas trois ou quatre semaines. Les personnes atteintes de bronchite doivent se préserver du froid et de l'humidité ; prendre le
soir, en se couchant, une tisane sudorifique,
telle qu'une infusion de fleurs de sureau ou
de tiges de douce-amère, et se purger deux
fois par semaine avec une bouteille d'eau de
Sedlitz.

Brûlures. — Elles peuvent offrir tous les
degrés, depuis la simple excoriation de la
peau jusqu'à la destruction complète d'une
partie du corps. Dans les brûlures très-éten-
dues, il faut découvrir la partie affectée avec
les plus grandes précautions, en coupant les
vêtements, et en les retirant très-lentement,
de peur d'arracher l'épiderme, qui se détache
par lambeaux avec la plus grande facilité. On
doit ensuite, en attendant l'arrivée du chi-

rurgien, envelopper les membres brûlés avec des linges imbibés d'eau fraîche; si la brûlure occupe une grande partie de la surface du corps, on placera le patient dans une baignoire remplie d'eau; il pourra y séjourner sans inconvénient pendant plusieurs heures.

Calvitie. — Les eaux et les pommades qui ont été inventées pour faire repousser les cheveux sont aussi innombrables qu'inutiles ; mais on peut guérir la chute des cheveux par des moyens médicaux, lorsqu'elle dépend d'une maladie parasitaire (Voyez *Teigne*).

Cancer. — On appelle ainsi des tumeurs susceptibles de s'ulcérer et de se reproduire dans plusieurs points du corps à la fois. Elles produisent des douleurs très-cruelles, elles épuisent les forces, et amènent la mort au bout de peu de temps. Les chirurgiens ont pu souvent guérir ou soulager des malades atteints de cancer en pratiquant l'ablation de la tumeur; mais, outre que ce traitement ne s'applique pas aux cancers internes, il représente dans beaucoup de cas un moyen infidèle, en raison de la récidive du mal. Le cancer est un des fléaux les plus effroyables qui affligent l'humanité. On parvient à calmer les souffrances des malades en leur faisant prendre à l'intérieur quelques gouttes de laudanum, et en appliquant sur les parties douloureuses des cataplasmes arrosés du même liquide.

Carie (dentaire).— Elle produit une ulcération des dents, par suite de l'inflammation de ces organes. Les dents malades deviennent le siége de vives douleurs, elles prennent une coloration noire, et exhalent l'odeur la plus désagréable. La carie, au début, peut être guérie par un dentiste, au moyen de l'aurification.

Carreau. — Inflammation des glandes du ventre, chez les enfants. Cette maladie n'est pas très fréquente. Elle fait acquérir au ventre un grand volume et une dureté remarquable. On la traite par l'usage de l'huile de foie de morue et de la tisane de gentiane.

Catalepsie. — C'est un état dans lequel les individus sont privés de l'intelligence et du sentiment et agissent à la manière des automates. On l'observe très rarement.

Cataracte. — Il existe dans le globe de l'œil un appareil appelé cristallin, assez semblable aux verres de lunettes de presbytes ; sa fonction est de réfracter les rayons de lumière. Lorsqu'il devient opaque, il constitue la cataracte et il occasionne la perte de la vue. On pent rendre aux malades une vue assez imparfaite en pratiquant l'extraction de la cataracte.

On distingue cette maladie de l'amaurose par l'examen de la prunelle, qui est noire dans l'amaurose et blanche dans la cataracte. Pendant longtemps, les médecins n'ont pas su faire cette différence. Le poëte Milton, étant devenu aveugle, ne savait pas quelle était la

cause de sa cécité. Dans son invocation à la lumière, qui est regardée comme un des chefs-d'œuvre de la poésie anglaise, il s'interrompt pour faire observer au lecteur qu'il ignore s'il est atteint d'amaurose ou de cataracte. Il ajoute qu'au fond, cela lui est parfaitement indifférent.

Catarrhe. — Terme générique, s'appliquant à toutes les maladies accompagnées d'écoulements par les diverses parties du corps.

Charbon. — Affection contagieuse d'une extrême gravité. Elle se développe chez l'homme par l'inoculation du sang des animaux malades. Elle débute par une pustule assez petite, située au point où l'inoculation s'est faite. Elle est mortelle en quelques jours. On peut l'arrêter en brûlant avec un fer rouge, ou avec de la potasse caustique, les parties où le mal s'est montré d'abord.

Chlorose. — Maladie spéciale aux jeunes filles. Elle occasionne de l'anémie (voyez ce mot), une grande faiblesse, des douleurs, des battements de cœur; le teint devient pâle; et l'appétit est diminué. Les chlorotiques doivent se mettre à un régime fortifiant, et faire usage de vin de quinquina et de sirop anti-scorbutique.

Choléra. — Quand cette redoutable maladie est bien caractérisée, elle a pour signes certains une diarrhée abondante accompagnée de vomissements, des crampes dans les menbres, un refroidissement et une coloration bleuâtre de la peau, et la suppression complète des urines. Si le choléra n'occasionne pas la mort dès le premier ou le deuxième jour, il se transforme en une fièvre dite de *réaction*, qui ressemble à la fièvre typhoïde (Voyez *Fièvre*), mais qui ne dure pas au delà d'une semaine ; passé ce délai, on peut espérer la guérison : cependant, chez les malades qui ont été gravement frappés par le choléra, la mort survient fréquemment pendant la période de réaction. Au début, le choléra doit être traité par les frictions sèches, par les bains sinapisés et les boissons spiritueuses ; pendant la réaction, les malades doivent prendre de la tisane de décoction de têtes de pavots, et quelques gouttes de laudanum dans de l'eau sucrée.

Chorée. — On observe la chorée principalement chez les jeunes enfants. Elle consiste dans des mouvements convulsifs. Ces mouvements ont lieu le plus souvent d'un côté du corps seulement. Ainsi, le bras droit et la jambe droite peuvent s'agiter sans cesse, sous l'influence de l'affection choréique, tandis que le côté gauche reste calme. On guérit la chorée en faisant prendre aux malades des bains froids, et en leur donnant deux ou trois cuillerées de sirop d'éther par jour.

Colique. — C'est un terme vulgaire, employé pour désigner toutes les douleurs de ventre, quelle qu'en soit la cause. On modère la colique en appliquant sur la partie malade des linges de flanelle chauds ou des cataplasmes de farine de graine de lin.

Constipation. — Elle peut dépendre d'une foule de causes différentes. Il est en général utile de la vaincre au moyen des purgatifs. Certains médicaments de cette espèce, qu'on nomme *drastiques*, sont d'un usage dangereux et ne peuvent être employés utilement que d'après l'avis d'un médecin. D'autres sont inoffensifs. Celui que l'on doit préférer est le séné ; on en fait une infusion, dont le goût n'a rien de désagréable. On le boit de quart d'heure en quart d'heure par petites tasses, le matin à jeun, jusqu'à ce que l'effet désiré soit produit.

Contusion. — On désigne ainsi l'épanchement de sang qui se produit intérieurement, à la suite d'un coup. Si la contusion est superficielle, on voit le sang par transparence, à travers la peau : il en résulte une teinte rouge, bleue ou jaune, suivant les cas. Lorsque la contusion n'est pas accompagnée d'une plaie, on doit recouvrir la partie malade d'un linge de toile, imbibé d'un mélange à parties égales d'eau et d'alcool.

Convalescence. — Cet état succède aux maladies graves, et exige des soins presqu'aussi minutieux que la maladie elle-même. Un convalescent est, dans la plupart des cas, exposé à une rechute, s'il ne se soumet à un régime très sévère. En général, il doit prendre des médicaments fortifiants, parmi lesquels on peut citer en première ligne le vin de coca

et le vin de quinquina, administrés à la dose
d'un petit verre chaque matin.

Convulsions. — Les enfants sont spéciale-
ment exposés aux atteintes de cette redoutable
maladie. Elle a pour caractère des mouvements
rapides et involontaires des membres, de la
face et des yeux, dont la durée est de une à
deux minutes, et qui se reproduisent plusieurs
fois dans une journée. Les premiers soins à
donner consistent à préserver le petit malade
du froid, à placer quelques sinapismes sur ses
mollets, et à lui faire prendre une ou deux
pincées de la poudre rouge connue vulgairement sous le nom de *poudre de Carignan*, ou
poudre de la Princesse.

Coqueluche. — C'est un rhume de nature
contagieuse, dans lequel on observe des
quintes de toux d'une violence extraordinaire,
séparées par des intervalles du repos le plus
absolu. La coqueluche atteint surtout les
enfants ; on doit la traiter par l'eau de goudron,
les tisanes de fleurs pectorales, la pâte de
lichen d'Islande.

Cors. — Il n'est pas de maladie plus insigni-
fiante en apparence, ni plus cruelle en réalité.
Les souffrances occasionnées par les cors aux
pieds ont plus d'une fois altéré et modifié le
caractère, et ont produit chez les personnes qui
en étaient atteintes une mélancolie des plus
fâcheuses. On doit ramollir les cors au moyen
d'un bain d'eau tiède très-prolongé, et les
enlever ensuite avec un instrument mousse,

avec un couteau à papier, par exemple. Ce procédé permet d'extirper le cor très-exactement. L'emploi des instruments tranchants n'est d'ailleurs pas exempt de danger. Il n'est pas très rare d'observer des accidents graves, et même la mort, chez des individus à qui l'on a coupé un cor avec le bistouri ou le rasoir, sans y apporter les précautions voulues.

Coryza ou **rhume de cerveau**. — Beaucoup de gens croient encore aujourd'hui que le rhume de cerveau vient en effet du cerveau. C'est une erreur des plus grossières, dont l'origine remonte à Platon et à Aristote. Il est vrai que Platon n'avait pas, sur ce chapitre, des notions bien nettes : il croyait, entre autres choses, que le cerveau était « une terre desséchée, une sorte d'excrément ». En réalité, le coryza est une simple inflammation des fosses nasales, qui n'intéresse en rien le cerveau. C'est une maladie plus fastidieuse que grave. On abrége sa durée en prisant de la poudre de fleurs de sureau.

Coxalgie. — Inflammation de l'articulation de la hanche. Elle attaque souvent les jeunes enfants et les adolescents qui n'ont pas atteint le terme de leur croissance. La hanche devient immobile ; de vives douleurs s'y développent, et il se forme par degrés des abcès volumineux, dont l'ouverture amène presque toujours l'épuisement et la mort. Le remède le plus essentiel est le repos. Au début, il suffit de faire rester le malade au lit ; mais, si

1...

le mal n'a pas été traité dès les premiers jours,
il ne peut guérir qu'à l'aide d'un appareil appliqué par un chirurgien.

Croup. — Les gens du monde ont l'habitude de confondre sous cette désignation toutes les maladies de la poitrine ou de la gorge qui se développent brusquement chez les enfants et qui amènent la suffocation. Mais les chirurgiens réservent au terme de *croup* un sens plus restreint ; ils l'appliquent à une affection dans laquelle les voies aériennes sont obstruées par des *néo-membranes*, sorte de production feuilletée, de couleur blanche, et dont la formation est très-rapide. Beaucoup de personnes s'empressent de faire vomir les enfants atteints de croup, et de leur cautériser la gorge avec de l'alun. Ce sont des fautes très-dangereuses et très-funestes. En attendant l'homme de l'art, dont l'intervention est ici indispensable, il fautse borner à appliquer des sinapismes aux jambes, et à mettre sur le cou et sur la poitrine des linges imbibés d'eau sédative.

Dartres. — Ce sont des maladies de la peau, de nature très-diverse ; le même traitement ne convient pas à toutes ces maladies. En général, les bains et les cataplasmes sont utiles. L'usage du camphre, sous forme de pommade, est toujours nuisible.

Delirium tremens. — Affection très-fàcheuse, occasionnée par l'abus des liqueurs fortes. Les mains tremblent dès qu'on fait étendre les bras en avant; l'appétit se perd; le caractère devient triste et sombre; le sommeil est troublé par des rêves effrayants. Dans un degré plus avancé, un délire furieux se déclare, et souvent le malade met fin à ses jours par le suicide. Le moyen le plus efficace pour calmer ce délire est de donner de cinq à dix gouttes de laudanum dans un verre d'eau rougie.

Diabète. — Dans cette maladie, les urines deviennent très-abondantes, et renferment du sucre. Les diabétiques ont avantage à boire des eaux de Vals, ou de Contrexéville.

Diarrhée. — Elle est surtout dangereuse chez les jeunes enfants, pendant les grandes chaleurs de l'été. Le meilleur procédé pour arrêter la diarrhée consiste à prendre en lavement deux ou trois grammes de tannin, que l'on fait dissoudre dans un verre d'eau tiède.

Dyssenterie. — On l'observe souvent à l'état d'épidémie; c'est surtout alors qu'elle est grave et redoutable. Elle résulte d'ulcérations de l'intestin. Elle est caractérisée par de fréquentes envies d'aller à la selle, à la suite desquelles il se produit des évacuations peu abondantes, et ordinairement mêlées de sang. On la traite par les bains d'eau tiède, les lavements de graine de lin, la diète, et l'application sur le ventre d'un petit nombre de sangsues, dix ou douze par exemple.

Dyspepsie. — Difficulté de digérer, accompagnée de vives douleurs.

Eczéma. — Eruption d'une foule de petits boutons contenant un liquide incolore. Ces boutons se flétrissent, des croûtes se forment bientôt en leur lieu et place, et, lorsqu'elles tombent, la peau est rouge et excoriée. Les malades éprouvent des démangeaisons cruelles, et se grattent avec fureur. On guérit l'eczéma en maintenant sur la peau des linges imbibés d'eau fraîche, que l'on renouvelle fréquemment.

Engelures. — Le meilleur moyen de les éviter est de ne jamais exposer à la chaleur du feu les mains ou les pieds atteints par le froid. Pour les guérir, il faut soustraire les doigts malades au contact de l'air pendant plusieurs jours, et les laver avec de l'eau de goudron.

Epilepsie. — Convulsions violentes, remarquables par la soudaineté de leur début. Les épileptiques tombent brusquement, et sont privés tout d'un coup du sentiment et de la raison. Après l'attaque, ils sont plongés dans un sommeil lourd et profond. Rien n'est plus effrayant que de contempler les effets de ce mal redoutable. Les anciens l'avaient considéré comme une manifestation spéciale de la colère divine, et lui avaient donné le nom de *Maladie sacrée*. Pendant les convulsions, il faut coucher les épileptiques sur le sol, ou sur un lit très-large, et éloigner d'eux les meubles ou autres objets contre lesquels ils pourraient se heurter.

Erysipèle. — Le visage et le cuir chevelu sont particulièrement exposés aux atteintes de ce mal. La peau devient rouge et enflée, et il s'y forme des bulles remplies d'un liquide jaune. On doit ouvrir les bulles en les piquant avec une épingle ; dans la plupart des cas, il convient de recouvrir les parties malades avec des linges imbibés d'eau fraîche. L'érysipèle est contagieux.

Fièvre. — Etat de malaise, occasionné par l'élévation de la température du corps. On l'observe dans toutes les maladies graves.

Gale. — Boutons, accompagnés de vives démangeaisons. Ils reconnaissent pour cause la présence d'un animalcule appelé *Sarcopte*. On les guérit au moyen de bains sulfureux, et de frictions avec l'eau de savon. La gale est éminemment contagieuse.

Gangrène. — Décomposition des tissus du corps. On ne peut assigner à ce grave accident aucun traitement général : le traitement varie suivant les cas, et exige l'intervention assidue d'un homme de l'art.

Gastrite. — Inflammation de l'estomac. Elle se révèle par des douleurs dont le siége est à la partie supérieure du ventre. Elle occasionne souvent la perte de l'appétit, et des vomissements. On la traite avec succès au moyen des eaux de Vals et de Vichy.

Goître. — Tumeur située au milieu du cou. Elle se produit à l'état épidémique dans certains pays. Si le goître se développe chez un individu qui séjourne accidentellement dans ces contrées, le seul traitement efficace consiste à changer de résidence le plus tôt possible.

Gourme. — Croûtes de natures diverses, développées sur le cuir chevelu des enfants. Elles reconnaissent pour cause la malpropreté de la tête ; elles peuvent occasionner les plus fâcheux accidents, et en particulier les hideuses cicatrices connues sous le nom d'écrouelles. Le vulgaire croit que la gourme est essentielle à la santé des enfants. C'est un préjugé funeste. Lorsqu'un enfant est affecté de cette maladie, on doit le guérir le plus tôt possible. Quelques cataplasmes, quelques lavages avec l'eau de savon suffisent pour obtenir ce résultat.

Goutte. — Douleurs qui se font sentir le plus souvent sur les orteils, ou sur les doigts. Dans la goutte invétérée, il se forme des amas d'une craie particulière, qui sortent à travers la peau. Le principal remède de la goutte consiste à se préserver des attaques en observant un régime de nourriture très-sobre, et en évitant l'impression du froid et de l'humidité.

Gravelle. — Dépôts de graviers ou de sable qu'on trouve dans les urines, Le passage des graviers à travers les voies urinaires donne lieu à des douleurs très-cruelles que l'on appelle *coliques néphrétiques*. Pour les calmer, il faut prendre de cinq à dix gouttes de laudanum dans un verre d'eau sucrée. Un régime sobre est indispensable, si l'on veut en éviter le retour.

Grippe. — Espèce de rhume, accompagné de fièvre et d'un violent mal de tête. Quand on a la grippe, on doit rester au lit, se tenir chaudement, et boire de la tisane de décoction de racine de bistorte.

Hémorrhagies. — On appelle ainsi tous les écoulements de sang, quelle que soit leur cause. Mais il y a une distinction importante à établir entre les hémorrhagies externes, résultant de blessures ou d'ulcères extérieurs, et les hémorrhagies internes, dans lesquelles le sang provient des organes essentiels, et s'évacue au dehors, sans qu'on puisse agir directement sur les points d'où il vient.

Le traitement des hémorrhagies externes est celui que nous avons indiqué à l'article *Blessures*.

Dans les hémorrhagies internes, il convient de faire prendre au malade une solution faible d'alun (1 gramme pour un demi-litre d'eau); mais il faut surtout l'obliger à un repos absolu : toute infraction à cette règle peut occasionner la mort. On ignore assez communément que Molière a succombé à un accident de ce genre. Malgré les conseils qui lui étaient donnés, il s'obstina à paraître sur le théâtre, et à remplir le rôle du *Malade imaginaire*. A la suite de la représentation, il fut pris d'un vomissement de sang qui l'étouffa en quelques minutes ; et ce grand satirique, dont la vie s'était employée à couvrir la médecine de ridicule, mourut victime du dédain qu'il professait pour cette science, la plus respectable et la plus utile de toutes.

Hémorrhoïdes. — Tumeurs formées à l'anus par des veines malades. Si elles occasionnent un écoulement de sang, il faut prendre des bains de siége froids, et mettre ensuite des cataplasmes de farine de graine de lin.

Hydropisie. — Accumulation de liquides dans le ventre, occasionnée le plus souvent par une maladie du cœur ou par une maladie du foie. Les hydropiques doivent garder le repos et boire de la tisane de queues de cerise. Lorsque l'épanchement est considérable, on doit l'évacuer par une opération chirurgicale.

Hystérie. — Attaques de nerfs, chez les femmes et chez les jeunes filles. Elles ne sont pas dangereuses. Elles se terminent souvent par des larmes abondantes. On doit faire prendre aux hystériques de 5 à 10 gouttes d'éther dans un verre d'eau sucrée.

Indigestion. — Le meilleur traitement de l'indigestion est de se tenir chaudement et de boire une infusion de fleur de tilleul.

Jaunisse. — Teinte jaune, due à l'extravasation de la bile. Elle devient très-apparente sur la partie blanche du globe de l'œil. Elle s'accompagne parfois de violentes coli-

ques, qui amènent l'évacuation, dans les selles, de petites pierres d'une couleur jaune, brune ou verte. La limonade, l'eau de Seltz, le sirop de groseille, sont très-utiles dans la jaunisse.

Lèpre. — Maladie de la peau, très-rare dans nos climats. Elle occasionne la destruction et la chute des extrêmités, et notamment du nez, des oreilles et des doigts. Elle est toujours mortelle, à moins que le patient ne change de résidence. Elle ne se développe guère que dans les pays très-froids, comme la Suède, ou dans les pays très-chauds, tels que les régions tropicales, ou les contrées de l'Orient.

Migraine. — Douleurs limitées à un côté de la tête seulement. Elles reparaissent très-fréquemment chez les individus qui y sont sujets. Elles se dissipent au bout d'un temps qui varie de un à quatre jours. Tout ce qu'on peut faire pour les malades qui souffrent de la migraine, c'est de calmer leurs souffrances en leur faisant boire de dix à quinze gouttes de teinture de belladone dans un verre d'eau sucrée.

Morsures. — Leur traitement ne diffère pas de celui des blessures ordinaires, à moins qu'elles n'aient été faites par un chien enragé, par un serpent venimeux ou par tout autre animal venimeux ou atteint d'une maladie contagieuse. Quand elles proviennent d'un

animàl venimeux, il faut les arroser d'ammoniaque liquide.

Si l'on a été mordu par un chien qui est
enragé, ou qu'on soupçonne de l'être, le plus
simple est d'appliquer tout de suite sur la
plaie un petit morceau de potasse caustique,
et de le laisser fondre ; en même temps, on
doit, en attendant l'arrivée d'un chirurgien,
placer une forte ligature un peu au-dessus de
la partie blessée.

Il n'est pas toujours facile de reconnaître
la rage chez un chien. Quand l'animal a fui
loin de son maître, et a mordu plusieurs personnes, ou d'autres chiens, sans être provo-
qué, on peut le considérer comme très-sus-
pect. Beaucoup de chiens enragés mordent
sans aboyer, et sans donner aucun signe de
colère. En outre, l'allure du chien enragé est
triste et égarée ; et si on lui présente de l'eau
ou des aliments, il refuse d'en prendre. Pour
que l'on soit autorisé à abattre le chien, il
n'est pas nécessaire que toutes les conditions
soient réunies : une seule d'entre elles doit
suffire.

Névralgies. — Douleurs nerveuses qui se
développent en divers points, mais principalement à la face. On les calme au moyen de
cataplasmes arrosés de laudanum.

Ophthalmies. — Inflammation de l'œil,
qui devient rouge et douloureux, et ne peut
supporter la lumière. Il faut que l'œil malade
soit fréquemment lavé avec de l'eau fraîche ;

en outre, il est nécessaire de le lotionner avec une décoction de feuilles de belladone, pour empêcher l'ulcération de la prunelle.

Panaris. — Inflammation des doigts. Elle peut atteindre aussi la main et l'avant-bras ; elle présente les formes les plus diverses depuis l'état de maladie le plus insignifiant, jusqu'à la situation la plus formidable, dont la mort est la conséquence en un ou deux jours. En général, le panaris débute par la rougeur et le gonflement du doigt : il se développe en en même temps une douleur intolérable. Il faut alors recouvrir la partie malade d'un cataplasme et avoir promptement recours à un chirurgien, qui devra pratiquer une incision.

Paralysie. — Ce n'est pas une maladie spéciale, c'est la conséquence de plusieurs maladies différentes. Le plus souvent, la paralysie résulte de l'apoplexie (voyez ce mot); elle occupe alors l'un des côtés du corps seulement, et elle est incurable ; mais l'emploi de certaines eaux minérales, celles d'Amélie-les-Bains, par exemple, rend quelques mouvements aux membres malades.

Péritonite. — Inflammation générale du ventre, qui survient fréquemment chez les femmes en couches. Elle s'accompagne d'une fièvre violente, de vomissements que rien ne peut arrêter, et d'une sensibilité telle, que, dans certains cas, c'est à peine si l'on peut appliquer sur le ventre une feuille de papier-joseph imbibée d'huile d'amandes douces. On traite la péritonite en donnant aux malades quelques cuillerées d'huile de ricin, pour les purger, et en évacuant une quantité de sang assez considérable au moyen d'un grand nombre de sangsues (trente ou quarante par exemple), que l'on pose au creux de l'estomac.

Phthisie. — La plus redoutable et la plus fréquente de toutes les maladies. Un cinquième environ de l'espèce humaine succombe aux atteintes de la phthisie. Le fléau est d'autant plus terrible qu'il frappe de préférence l'enfance et la jeunesse. Les symptômes du mal sont la toux, la diarrhée, une fièvre qui augmente chaque soir et qui amène, pendant la nuit, des sueurs très-abondantes. Presque tous les médecins considèrent cette maladie comme incurable. Elle peut guérir, cependant, si elle est traitée à son début. Un régime fortifiant, le repos du corps et de l'esprit sont des conditions indispensables. Les médicaments qui réussissent le mieux sont les tisanes amères, telles que la quassia-amara et le colombo, et les préparations ferrugineuses, par exemple les pilules de Vallet, dont il faut prendre une ou deux par jour.

Pleurésie. — Cette maladie est aussi désignée sous le nom de fluxion de poitrine, c'est l'inflammation de la partie superficielle du poumon. Elle occasionne une grande difficulté de respirer, une douleur au côté et de la toux. On la traite en donnant des tisanes sudorifiques, comme la fleur de sureau ou la

bourrache, et en appliquant sur le côté malade un vésicatoire de la grandeur de la paume de la main.

Rachitisme. — Maladie qui rend les os des enfants irréguliers, et qui occasionne des courbures des jambes et des bras. Les enfants rachitiques doivent boire chaque matin une cuillerée d'huile de foie de morue.

Rage. — (Voyez *Morsures*.)

Rhumatismes. — Douleurs occasionnées le plus souvent par l'action du froid humide, et qui peuvent siéger dans toutes les parties du corps. Mais elles frappent le plus souvent les articulations. Le mode de guérison le plus ordinaire du rhumatisme consiste dans une transpiration abondante, qu'il faut provoquer chez le malade en lui donnant des infusions chaudes de fleurs de sureau ou de feuilles de Jaborandi, et en le couvrant avec un édredon et avec plusieurs couvertures de laine.

Rhume. — On est enrhumé quand on tousse, ou quand le nez fournit un liquide plus ou moins abondant. Mais tous les degrés de gravité peuvent être représentés par ce nom générique, depuis le simple coryza (voyez ce mot) jusqu'à la fluxion de poitrine qui occasionne la mort. La forme la plus fréquente du rhume est la *Bronchite* (voyez ce mot).

Rougeole. — Maladie essentiellement contagieuse et qui ne peut atteindre qu'une seule fois le même individu. Elle s'observe le plus souvent chez les enfants. Le corps est couvert de taches rouges ayant la forme d'un cercle, d'un croissant ou d'une demi-lune, avec un bouton peu élevé en leur milieu. En même temps, le petit malade est atteint d'une fièvre très-violente; il tousse; ses yeux sont rouges et humides. Le mal peut suivre une marche régulière; il disparait alors en quatre ou cinq jours; mais il peut aussi se compliquer d'accidents graves : le plus fréquent est la fluxion de poitrine, qui amène rapidement la mort, à moins qu'elle ne se transforme en phthisie; dans ce dernier cas, la mort n'en est pas moins certaine, mais elle ne survient qu'après plusieurs mois. Pour éviter ces redoutables complications, il faut se soustraire à l'empire du funeste préjugé qui veut que les enfants atteints de rougeole soient tenus très chaudement et soumis à l'influence d'une transpiration excessive; on les expose ainsi à des refroidissements brusques dont le résultat immédiat est l'explosion d'une maladie de poitrine grave. Il faut se borner à calmer la fièvre, en donnant de 5 à 10 gouttes d'éther, chaque jour, dans un verre d'eau sucrée. Comme boisson ordinaire, les enfants prendront une décoction de roses rouges de Provins.

Scarlatine. — Elle diffère de la rougeole, parce qu'elle s'accompagne de maux de gorge très-prononcés, et parce que le corps tout entier se recouvre d'un pointillé rouge très-fin, sur lequel on ne voit pas de boutons. Le traitemement est le même que celui de la rougeole.

Sciatique. — Douleur accompagnée de paralysie, siégeant sur le trajet d'un nerf appelé nerf sciatique, qui se trouve en arrière de la cuisse. Elle guérit difficilement. Les eaux de Pougues et celles d'Aix-les-Bains ont donné souvent de bons résultats dans le traitement de cette maladie.

Scorbut. — Autrefois, cette maladie était fréquente à Paris. Les progrès du bien-être matériel et de l'hygiène l'ont rendue fort rare. Elle ne s'observe guère que chez les marins qui reviennent d'un voyage au long cours. Le sirop dit anti-scorbutique pris à la dose de deux petits verres par jour fournit de bons résultats dans le traitement du scorbut.

Scrofules. — L'effet le plus ordinaire de cette maladie est l'inflammation de certaines glandes situées sous les mâchoires, qui forment des abcès et des ulcères. Des soins dirigés convenablement par un chirurgien amènent sans difficulté la guérison de ces lésions ; abandonnées à elles-mêmes, elles sont incurables et constituent le mal désigné vulgairement sous le nom d'écrouelles. Comme traitement, les anciens étaient dans l'usage de faire toucher les écrouelles par les rois de France. Lors du sacre de Louis XV, plusieurs milliers d'individus se présentèrent pour subir cette opération ; deux gendarmes et un médecin étaient chargés d'empoigner les patients et de les maintenir avec force, dans le but de les empêcher de faire du mal au roi. Aujourd'hui, la France n'ayant plus de rois, il est impossible d'avoir recours à une cure de ce genre, et il ne reste plus qu'à s'adresser aux chirurgiens, qui, je le répète, doivent toujours obtenir la cicatrisation des ulcères, si les malades se soumettent avec docilité à leurs prescriptions. A l'intérieur, les tisanes de gentiane et de quassia amara et le sirop antiscorbutique peuvent rendre des services aux scrofuleux.

Surdité. — Elle peut tenir à des causes très-diverses. Souvent elle dépend de l'accumulation du cérumen, ou de la présence d'un corps étranger. On la guérit alors radicalement au moyen d'injections d'eau, que l'on pratique pendant une demi-heure ou une heure de temps avec un irrigateur dont le jet est lancé dans le conduit auditif. Il faut éviter d'employer les instruments qu'on trouve dans le commerce sous le nom de cure-oreilles : introduits profondément dans le conduit auditif, ils peuvent occasionner les plus graves accidents.

Teigne. — Elle résulte de la présence d'un parasite végétal, qui forme sur le cuir chevelu de petites plaques arrondies. On la guérit en épilant le malade et en lavant sa tête avec de l'eau vinaigrée.

Tétanos. — Maladie nerveuse qui survient chez les blessés. Les mâchoires se serrent l'une contre l'autre, et ne peuvent s'ouvrir ; le cou se renverse en arrière et devient raide ; cette raideur gagne bientôt tout le corps, et le patient succombe au milieu d'une fièvre violente. On a longtemps regardé le tétanos comme incurable. On sait aujourd'hui que, dans bien des cas, il peut guérir par un régime très-simple. Du repos, une ou deux cuillerées de sirop de chloral par jour, et un peu de tisane de lierre terrestre, tels sont les moyens qu'on emploie avec succès pour remédier à cet accident si redouté.

Toux. — Symptôme ordinaire des maladies de poitrine (voyez *Asthme, Bronchite, Catarrhe, Coqueluche, Phthisie, Pleurésie, Rhume*).

Ulcères. — Solutions de continuité à la peau, affectant une longue durée, et en général assez difficiles à guérir. Quand ils ne dépendent pas de la scrofule, du cancer ou des varices, on peut toujours en obtenir la guérison au moyen du repos, combiné avec le pansement ordinaire des plaies simples. Pour faire ce pansement, on prend un linge fin, un peu plus grand que l'étendue de l'ulcère ; on y pratique plusieurs petits trous avec des ciseaux ; on l'enduit de cérat et on l'applique sur la partie malade. On le recouvre ensuite de charpie et on enveloppe le tout d'une bande pour le maintenir en place.

Vaccine. — Tout le monde sait ce que c'est que la vaccine ; mais il règne sur cette utile invention certains préjugés qu'il est important de détruire. A Paris, beaucoup de personnes croient qu'on ne peut pas vacciner de jeunes enfants en hiver; c'est une erreur; toutes les saisons de l'année sont également favorables. Dans plusieurs contrées de l'Europe, et principalement en Angleterre, on croit que la vaccine permet le développement de plusieurs maladies graves qui n'existaient pas avant qu'on eût introduit l'usage de l'inoculation. C'est encore une erreur; toutes ces maladies existaient autrefois, et sont minutieusement décrites dans les ouvrages des anciens médecins. Enfin, il y a des individus qui se sont imaginé que le vaccin de génisse ne pouvait préserver de la variole, et que le vaccin pris sur un individu appartenant à l'espèce humaine avait seul cette propriété. D'innombrables expériences prouvent le contraire, et la raison seule suffirait pour l'établir, si l'on voulait bien se donner la peine de songer que toutes les pustules vaccinales qui existent ont eu pour principe et pour origine des pustules développées sur des génisses.

La vertu préservatrice du vaccin n'est pas absolue; il semble qu'elle s'épuise au bout d'une vingtaine d'années. Il est prudent de se faire revacciner après cette période.

Varices. — Tumeurs formées par la dilatation des veines de la jambe. Le seul remède aux varices est de porter un bas lacé, pour empêcher qu'il ne se forme des ulcères.

Variole. — Les ravages de la petite vérole

étaient grands autrefois ; aujourd'hui ils devraient se réduire à peu de chose, mais il faudrait pour cela qu'il y eût dans les populations plus de sagesse, et chez les gouvernements un sentiment plus exact de leurs devoirs. Lors de l'épidémie de variole qui a régné à Paris pendant les années 1869 et 1870, la mortalité s'est portée exclusivement sur les individus non vaccinés, et il y a eu près de 14,000 victimes. Ce désastre aurait été évité si la vaccine avait pris dans les mœurs le rang qu'elle doit avoir et qu'elle n'a malheureusement pas. Telle est la folie des hommes. Quand la science ne peut les préserver de leurs maux, ils lui reprochent amèrement son impuissance ; quand elle leur offre un moyen sûr et facile d'échapper à la plus redoutable maladie, ils refusent de l'accepter.

On ne saurait trop répéter que les varioles graves sont au-dessus des ressources de l'art. Le vrai, le seul remède de la variole, c'est d'en éviter le développement au moyen de la vaccine.

Vers. — Il se forme dans l'intestin de l'homme plusieurs espèces de vers ; les principales sont *l'ascaride lombricoïde*, qui se présente sous l'aspect d'un cylindre de un à deux décimètres de longueur, terminé en pointe à ses deux extrémités, et le *tœnia* ou ver solitaire, qui a la forme d'un ruban d'une longueur indéfinie. Il existe des tœnias qui ont jusqu'à trois ou quatre mètres. Mais l'imagination des anciens a attribué à ce parasite des dimensions qu'il n'atteint jamais. Au rapport d'un auteur danois du XVIIe siècle, on aurait vu un jour un tœnia de huit kilomètres de longueur.

Les vers peuvent tous être expulsés en donnant un ou deux grammes de calomel, le matin à jeun.

Paris. — Imp. de Dubuisson et Cie, rue Coq-Héron, 5.

Paris. — imp. Dubuisson et Cᵉ, rue Coq-Héron, 5.

www.ingramcontent.com/pod-product-compliance
Lightning Source LLC
LaVergne TN
LVHW012306050726
842524LV00004B/1243